U0010780

NEL CONTAGIO

PAOLO GIORDANO

傳染病
時代
的我們。

目錄

居家令

新冠肺炎流行病[1]很有可能成為我們這一代最重要的國際公共衛生緊急事件。這不是第一次，也不是最後一次，甚至可能不是最駭人

1 作者為文的二月二十九日，世界衛生組織尚未定義新冠肺炎是「遍布全國或全世界的」全球大流行（pandemic）；只說是流行病（epidemic），亦即「在特定社區同時發生大量特定疾病或醫療狀況的病例」。

的一次。到頭來，總死亡人數可能不會高過其他疾病，自從爆發以來三個月，新冠肺炎已經完成第一個里程碑：新型冠狀病毒（Sars-Cov-2）是史上最快引發全球大流行的病毒。許多類似的病毒，如先前的嚴重急性呼吸道症候群冠狀病毒（Sars-Cov）很快就受到控制。有些則藏匿多年，如人類免疫缺陷病毒（HIV）。新型冠狀病毒更有魄力。這種無所畏懼的病毒揭露了我們早知情，卻得等到今天才有辦法精確計量的事實：無論身在何方，我們彼此之間有各種層級與層次的關聯；以及現在這個世界有多複雜——有各種社會、政治、經濟目的，以及人際、心理結構。

我寫這本書的日期是不常出現的二月二十九日，那是閏年的週六。全球確診案例已經超過八萬五千人——光中國就將近八萬人——死亡人數大約三千人。過去一個月以來，這些數字是我的沉默友伴。即便是此時此刻，約翰霍普金斯大學的互動地圖就開在我面前。感染區域以紅圈標示，與灰色背景呈現明顯對比。也許用另一個顏色比較妥當，比較不怵目驚心，但我們都明白原理：病毒是紅色，突發事件是紅色。中國和東南亞消失在整片紅漬中，全世界都像長了麻子，而且這片紅疹肯定越來越嚴重。

　　出乎意料的是，在這場焦慮的競賽中，義大利竟然也名列前茅。原因全是巧合，幾天之內，其他國家也發現國內的狀況可能更糟，而且疫情來得突然，殺得人人措手不及。在這個危機時刻，「義大利國內」的說詞毫無意義，因為已經沒有所謂的國界、地區、鄰國的區別。我們的遭遇超越身分、文化，這種流行病正好證明我們的世界已經全球化、人人不可分割、命運錯綜交織。

這些道理我都明白，但隨著紅色圓形漸漸擴大到整個義大利，我和所有人都不禁憂慮。為了遏制疫情，我接下來幾天的安排都被取消，有些由我本人叫停，突如其來的空虛感籠罩著我。許多人的生活陷入困境：我們的日常生活和例行公事都暫停，平常的作息中止，那就像鼓聲戛然停止的歌曲，之後彷彿還有餘音繞梁。學校關閉，繼續航行的飛機非常少，博物館長廊迴盪的腳步聲稀稀落落。每個地方都比平常安靜。

我決定利用這段空白時間寫作。有時寫作可以成為定心錨，幫助我們務實度日、不要心生恐懼。此外還有另一個理由：這場流行病揭露我們自身的真相，我不想忘了。一旦突發狀況結束，任何暫時的覺知、意識也會煙消雲散——這就是疾病的本質。

當你讀到這本書時，疫情已經改變。數字不同，流行病蔓延程度更嚴重，不是遍及世界各地，就是已經停止，但病毒傳播引起的反思，以後依舊用得到。因為這件事不是偶發意外或禍害，也不是史無前例：以前發生過，以後也不會銷聲匿跡。

書呆子的午後

我記得剛升高中的午後，我忙著化簡代數式。我會從課本抄下一長串符號，然後縮小到精確、可以理解的結果：0、-1/2，a^2。窗外的天色漸漸變暗，風景也成了我被檯燈打亮的臉孔。那些午後時光祥和靜好。然而無論是內心世界或外在環境，對當時的我而言，一切似乎是一片混沌，尤其是內心。

遠在開始寫作之前，我靠數學遠離焦慮。直到現在，有時早上醒來，我會臨時開始做計算或排數列，通常這就表示苗頭不對。這在在都顯示我就是個書呆子，但我無所謂。況且，就最近情勢而言，數學不再只是書呆子的娛樂，而是不可或缺的工具，我們藉以理解目前發生在我們身上的事情，抑制我們不理性的傾向。

首要說來，傳染病就是數學突發狀況。因為數學不是數字的科學，並不算，而是關係的科學；無論這些個體的組成成分，數學描述不同個體間的關係、交流，總結成字母、函數、向量、點和平面。

這次的疫情蔓延，就是我們的關係生病了。

數字化的傳染病

我們看見它像暴風雨前的烏雲般，在地平線彼端聚攏，但中國很遠，而且「那種事情不會發生在這裡」。

這場傳染病加足油門到來時，我們所有人都目瞪口呆。

為了找方法，走出不可置信的階段，我訴諸數學，就從ＳＩＲ模型開始，這是每種流行病的隱形骨架結構。

有個分別值得注意：Sars-Cov-2是病毒，Covid-19是病名。兩者都有冷漠、不帶感情的名字，也許這個選擇就是為了限制情緒性的影響，總之這兩個名稱比一般的「冠狀病毒」更精確。因此我在本書中就用「新型冠狀病毒」和「新冠肺炎」，為了簡化，又不引起誤會，避免讀者與二〇〇三年的嚴重急性呼吸道症候群（Sars）混為一談，往後我就統稱為「新型冠狀病毒」。

新型冠狀病毒是我們所知最單純的生物。為了了解這種病毒的行為，我們必須以病毒對待我們的低智能模式對待它。切記，新型冠狀病毒不在乎我們，不在乎我們的年紀、性別、國籍、個人喜好。在病毒的眼中，全人類只分成三種：還能染病的「易感染」族群，「已感染」族群，和不能再染上病毒的「康復」族群。

「易感染」（Susceptible）、「感染」（Infected）、「康復」（Recovered），也就是所謂的ＳＩＲ。

根據螢幕上跳動著的感染地圖，目前全球已感染者是四萬人，康復者的數字略高。但是我們要注意的是始終未報導的第三群。

新型冠狀病毒的易感染者，也就是還能傳染病毒的人是七十五億左右。

一次又一次。

傳染病就是這麼開始，如同連鎖反應。第一階段數字增加的方式在數學家口中就是呈指數增長：越來越多人染病，速度越來越快。速度快慢端賴一個數字，那是每種流行病的隱藏核心，象徵符號就是R_0（基本傳染數），發音是「r-nought」，每種流行病都有自己的數字。就上面的彈珠例子而言，R_0是二，也就是每個染病患者會把病毒傳給兩個人。新冠肺炎的R_0約是二點五。

這個數字是高是低，難以定論，數字本身甚至不具太大意義。麻疹的R_0約是十五，上世紀所謂的「西班牙流感」[2]約是二點一——卻奪走各國幾千萬人的性命。

目前重要的是，如果R_0低於一，情況就相當樂觀，表示每個「染病患者」只能感染不到一個人。如此一來，傳染病就會慢下來，這種病就只是外強中乾。如果R_0高於一，只要高出一丁點兒，這種流行病就不是我們所能控制。

好消息是R_0會改變，就某些層面而言，這件事繫之於我們。只要我們降低傳染率，只要我們改變行為，讓病毒更難人傳給人，R_0就會

---

2 Spanish flu，於一九一八年一月至一九二〇年十二月間爆發的全球性H1N1流感疫潮，造成當時世界人口約四分之一的五億人感染，死亡人數是一千七百萬至五千萬，甚至可能高達一億人，是歷史上最致命的大流行病之一，僅次於黑死病。

降低，疫情就會減緩。所以我們義大利人不再上電影院，只要我們堅定不移地奉行這個原則，R_0就會降到關鍵的一以下，這個流行病便會漸漸消失。

降低R_0就是我們自我犧牲背後的數學理由。

這個瘋狂的非線性世界

每到下午，我就等待民防保護局（Civil Protection Agency）的簡報。現在我只注意這件事，雖然世上還有其他新聞，而且每一則都很重要，新聞也會播出，但我都不在乎。

二月二十四日，義大利的確診人數是二三一人。隔天，數字增加到三二二，第三天是四七〇。接著是六五五、八八八、一一二八。今天，下著雨的三月一號，數字是一一六四。這不是我們想聽到的數字，至關緊要的是，這個發展出乎預料之外，我們不習慣。

為了讓大家更容易了解，假設昨天確診病例有十個，今天有二十個。我們直覺認為明天的簡報應該是三十人，接著再多十個，翌日再增加十人。數字有所增加時，我們多半認為每天都會遵照同樣的模式。就數學而言，我們認為成長率是線性，這是我們的天性。

然而這次，每小時的實際增加率越來越高，疫情似乎無可控制。我們大可說，這是病毒出其不意的另一個方法，但這又太看得起它：其實大自然不遵照線性結構。大自然中的成長率不是陡升，就是明顯和緩：自然界的方程式充滿各種指數和對數。大自然的本質就是非線性。

流行病也不例外。儘管科學家不意外，其他人卻很震驚。確診人數的增加率因此成了所謂的「大爆發」，報紙頭條說情況「令人憂心」，從一開始就能預見將有「劇烈」改變。因為我們所認定的「正常情況」遭到扭曲，便造成恐懼。事實就是義大利或其他國家的新冠肺炎確診數，絕對不可能是線性增加：疫情到了這個階段，一定會增加得更快，毫無奧妙神奇可言，一丁點也沒有。

阻止疫情蔓延

「如何阻止不斷成長、擴散的情況？」

「用無與倫比的力量、無與倫比的犧牲，以及無與倫比的耐性。」

現在我們知道，面對流行病，就是降低R_0值。那就像不關總開關，又要修理漏水的水龍頭：如果水管的水壓極高，修理之前就得確定水花不會濺得我們滿臉都是。這就是需要力量的階段。

如果R_0壓到關鍵數值之下的時間夠久——這段時間，所有感染患者都確診、隔離，而且其中大部分人已經沒有傳染力——感染人數便會下降。遭到感染的人口依舊會增加，只是越來越慢。這就是犧牲階段。

我先前提到R_0時，有點太倉促，沒提到另一個壞消息：無論是中國或義大利，只要緊急防疫措施中止，R_0就有可能回到「自然」值的二點五。如果你不再壓住有漏洞的水管，水就會再噴出來，接觸傳染的速度又會回到指數增長。

所以最困難的第三階段就開始了：耐心等候。

抱持最大希望

昨晚，我參加聚餐。我告訴自己，這是最後一次。一旦確診人數跨過二千的門檻，我就要自我居家隔離。到場時，我沒親吻或擁抱任何人，朋友很失望，這個流行病似乎占據我的腦海。我又有輕微的疑病症，晚上定時請妻子幫我量體溫，但問題不在這裡，我怕的不是染病。

否則我怕什麼？

我擔心疫情可能改變的一切。我擔心疫情會揭露支持文明社會的結構，因為我知道這個結構不堪一擊，極其脆弱。我擔心人類遭到澈底打敗，也擔心恰巧相反：恐懼終成歷史，任何改變的微小蹤跡都將煙消雲散。

聚餐時，每個人不斷說：「幾天就結束了，」或「當然，再忍個一週，一切就會恢復正常。」有個朋友問我為何如此沉默，我聳聳肩，沒回應。我不希望他們覺得我危言聳聽，或當我是烏鴉嘴，那就更糟了。

儘管我們沒有對抗新型冠狀病毒的抗體，我們已經可以抵抗任何可能破壞生活秩序的事情：無論是未知、令人不安、嶄新或恐怖的情勢。我們總想知道某件事情開始、結束的確切日期，才能一絲不苟地安排生活日程。我們已經習慣將自己的時間概念強加在自然之上，而不是反過來。因此，我要求這場疫情一週內結束，我們才能恢復日常作息。

在疫情擴散期間，我們應該知道自己可以有哪些期待。因為抱持最大希望，不見得是最好的因應方式。等待不可能發生的事情，甚至只是發生機率極低，只會讓我們一次又一次的失望。面對這麼大規模的危機，一廂情願的問題，不僅是發現到頭來一場空，還會導致我們越來越焦慮、害怕。

數，這群人的密度必須低到病毒無法傳播。我們必須讓彈珠彼此之間離得夠遠，只要彈珠互相撞擊的機率夠低，連鎖反應就會停止。

疫苗有數學能量（mathematical power），可以將「易感染」轉化為「康復」，又不經過染病的階段。疫苗對我們而言很重要，因為能保護我們對抗病毒；對傳染病專家更重要，因為才不會造成流行病。甚至不需要每個人都接種疫苗，只需要有夠高的百分比，就能達到所謂的「群體免疫」。

但新型冠狀病毒趁人不備，我們沒有抗體，世上也沒有疫苗，這是全新的病毒。從SIR模型看來，因為是前所未見的病毒，我們每個人都是「易感染者」。

因此我們要爭取一定的時間，目前唯一的疫苗就是禦敵從嚴，儘管種種措施令人不自在。

謹慎計算

無論如何，那次我都想上山。那個假日是我期待已久的自我獎勵，因為捱過考季，朋友也和我一樣熱衷，我們事前精心計畫，預付了所有費用，包括萊德薩阿爾卑斯山[3]的飯店，以及一週的滑雪通行

3 Les Deux Alpes，法國東南部的滑雪勝地。

證。一出薩爾貝特蘭[4]隧道，就進入暴風雪中。天候剛轉壞，路面還未積雪。我們告訴彼此，還能趕得到。再開幾哩，交通便癱瘓。我們裝雪鏈花了一點工夫，何況當時我們都還是經驗不足的年輕駕駛；等我們準備再次上路，路上的雪已經深及腳踝。我打給父親，他的語氣竟然格外令人安心，他告訴我，有時最大的勇氣就是知道何時該放棄。

他教我學會戒慎恐懼，而且不僅止於此，還有背後的數學基礎。父親著迷的事物很多，尤其注意速限。只要高速公路上有車子超

4 Salbertrand，位於義大利杜林省。

我們的車，他總說，那位駕駛顯然不知道車禍的撞擊力不與車速成正比，而是與車速的平方成正比。當時我還是孩子，根本沒有足夠的基本知識可以理解這句話。幾年後，我透過物理學摸索他的語意：在動能（運動物體所具有的能量）的公式中，出現的不是速度，而是速度的平方。

$$E=1/2mv^2$$

因此撞擊力道是能量（E），父親說的是線性和非線性增量的差別。他先讓我認清這件事實，有時直覺思考並不正確。超過高速公路速限不是比我想像中危險，而是非常危險。

手足口病

米蘭的中小學、大學、劇院、健身房都已經關閉。我不斷收到市中心一片荒瘠的照片，當時才三月二日，那景象卻像八月節[5]的空

5 Ferragosto，八月十五日，是義大利的國定假日。遠在西元前十八年，羅馬帝國開國君主奧古斯都就將這天定為八月休憩日。

城。羅馬這裡的生活相對正常，卻有種暫停、被迫常態化的氣氛：到處都瀰漫著一種日常即將改變的情緒。

疫情已經影響我們與周遭人們的情誼，留下一片孤寂：加護病房的人感到孤單，因為只能透過玻璃與人交流；另一種隔離散播得更廣、更不易察覺，就在醫療口罩後緊抿的脣間，在多疑的眼神裡，在居家隔離的必要措施中。在疫情蔓延的期間，我們每個人既擁有自由，又得被迫在家禁足。

我滿十二歲的一週前染上手足口病，如同病名所示，我的嘴裡、四肢都長滿發癢的紅點。我沒發燒，只覺得癢，但我有高度傳染力，因此必須居家檢疫。他們給我一雙白色布手套，只要離開房間就要戴上，猶如「隱形人」[6]。雖然那種病並不嚴重，只是會長出難看的斑點，但我記得當初感到多孤單、沮喪，還在生日當天落淚。

沒有人喜歡被孤立。儘管我們知道自我隔離只是暫時，也無法完全平撫那種痛苦。我們亟需與人相處，如果對方是我們重視的人，彼此的距離更不能超過一公尺。這就像呼吸般重要。

因此我們想造反：病毒休想阻止我的社交互動。不能阻擋我一個月、一週，甚至一分鐘都不行。

他們說我們非得停止社交，但到底誰的主張才對呢？

6 The Invisible Man，科幻之父H.G.威爾斯同名小說的主角。

居家隔離的困境

就冰冷的數學抽象概念而言，疫情也是一場大型遊戲。雖然病態，但仍不失遊戲的本質，有其規則、策略、目標（不要失去自我／不要染病），顯然也有參賽者，就是我們。這場遊戲可稱為「居家隔離的困境」。

假設我們正在籌劃朋友的生日派對吧，時間是今晚，雖然選在週一有點奇怪。地點是一間很小的夜店，但衛生署長——說得更具體，就是世界衛生組織——告誡人民要避免群聚，遠離咳嗽或打噴嚏的人。這個派對顯然無法遵守保持社交距離的安全原則，即使我們遵守規定，你能想像這個活動有多可悲嗎？

我們每個人都有兩個選擇：抱持最大希望，依舊去參加派對，或待在家裡生悶氣，想著別人都能玩得很開心。我知道所有賓客都斟酌兩個選擇，我心中的小惡魔希望有幾個人能選擇別去，我就能照計畫出席，呼吸起來也更順暢。但我又想到，如果大家都和我做出同樣結論，不顧警告出席派對：只要有一個人有病，會有什麼結果……我不願意再想下去。

數學考慮到所有可能性，數學的本質就是實話實說。數學為每個賓客的選擇分配數值，井然有序地排入表格，觀察每個格子之間的變化。誰輸，誰贏。最後回報的結果不如我們直覺判斷：最好的選擇不是根據我一己的私利，而是考慮到我自己，也顧全周遭所有人。

簡而言之，抱歉了，我們所有人都得改期。

反對宿命論

這場流行病鼓勵我們將自己當成某個共同體的一分子，我們這時的行為舉止在正常狀況下根本難以想像，也因此認清我們與他人的關係密不可分，而且自己做出抉擇時要考慮到別人的性命和福祉。在這場疫情之下，我們重新發現自己是單一有機體中的一部分。在疫情之下，我們再度成為同一個社群。

這又回到疫情初期不斷被提起的反對意見：如果真如報導所言，病毒不算致命，尤其對健康的年輕人而言，那麼我為何不能自己掌控命運，繼續如常過日子？身為自由公民，如果我們想聽天由命，不也是不可剝奪的權利嗎？

答案是否定的，我們不能拿自己去冒險。理由至少有兩個。

第一個理由純粹與數字相關。感染新冠肺炎之後得接受醫護的比例不可小覷。雖然往後可能有所改變，但根據目前估計的數字，確診病患有百分之十必須住院。短時間內出現太多染病患者，即使只有百分之十，也是大數目，病患過多，病床和醫護人手都不足以應付。事實上，數目會大到壓垮整個醫護系統。

第二個理由純粹關於人道考量。「易感染」人口中有一小部分的染病風險更高，就是年長者和原本就有病症的人，我們姑且稱他們為「超易感染」族群。如果健康又年輕的我們越常暴露在病毒中，就會自動縮短病毒和他們的距離。發生流行病時，「易感染」族群一定要保護自己，才能保護他人；「易感染」族群也有緩衝作用。

在疫情擴散的期間，我們所作所為，或不作不為，都不只影響到自己。即使疫情結束，我希望大家永遠別忘記這個教訓。

所以我尋尋覓覓，想找個簡潔的公式或好記的警語，結果在一九七二年的《科學》[7]週刊上找到：「多則不同。」菲利浦・華倫・安德森[8]寫下這句話時，他指的是分子，但也說到我們：眾人齊心協力的累積成果，不同於每個人各自努力的加總效果。如果我們的人數夠多，我們每人的抉擇都會影響全世界，有時這個理念抽象又難以理解：面對傳染病，不團結就是缺乏想像力。

7 Science，創於一八八〇年，是美國科學促進會的學術期刊。
8 Philip Warren Anderson（一九二三—二〇二〇），獲頒諾貝爾物理學獎的美國學者。

再次反對宿命論

我們應該照顧的共同體不是附近鄰里或我們的城市，不是某個地區，不是義大利，甚至不是歐洲。面對傳染病，所謂的共同體就是所有人類。

如果我們以為捍衛了義大利的醫護系統，現在必須停止自嗨。另外一個想法更具挑戰性：我們想想，如果新冠肺炎在非洲也輕鬆擴散，將會（可能）有什麼後果，因為當地的醫院更落後，也許根本沒有醫療設施。

二〇一〇年，我到剛果民主共和國的金沙薩訪問「無國界醫生」代表團。該團專門負責預防人類免疫缺陷病毒傳染、協助陽性病患，尤其是性工作者及其孩子。我依舊清楚記得充當妓院的倉庫，裡面住了許多家庭，每戶之間只用骯髒的破布隔開，母親就在孩子旁邊賣身。我之所以印象深刻，因為那是我第一次見證這麼可怕的遭遇——不是「不人性」所能形容——我異常震驚。

我試著想像病毒入侵那間倉庫，就因為我們不夠努力，無法控制疫情，就因為我們非得參加那個慶生派對。誰來承擔我們聽天由命的後果？

我們「易感染」的程度並不相同，「超易感染」族群不僅根據年紀、醫療條件區分，上千萬人因為社會條件、財務狀況而落入這個類別。儘管我們認為這些人的地理位置相當遙遠，其實他們的命運與我們息息相關。

沒有人是孤島

當年我上高中時，人們辦了許多示威活動，抗議全球化。我只參加過一場，而且有點失望。我不明白大家抗議的理由，所有口號聽起來都太抽象、籠統。老實說，我挺欣賞全球化的概念。對我而言，可以聽到很多好音樂、享受出國冒險。

時至今日，我對「全球化」這個詞彙依然感到困惑。它還是有許多面向，沒有清楚的界定，只是拜「全球化」連帶效應之賜，我現在至少能看出它所描繪的輪廓。而這些效應包括全球流行病，或是我們不能再忽視的人類共同責任。

絕對不能。如果用原子筆畫出人類之間的互動，全世界就是一幅大塗鴉。在二〇二〇這年，即使是最嚴謹的隱士也要盡量減少交際。以數學而言，我們的世界就像許多點之間都有來有往的連結圖[9]，病毒就沿著原子筆畫的線傳播到各地。

9 Connected graph。

人們常援引約翰．多恩[10]的名言：「沒有人是孤島」，在疫情擴散時期，這句話更多了嶄新、隱晦的意義。

10 John Donne（一五七二—一六三一），英國玄學派詩人。

飛行

我們不是彈珠。我們是人類，有夢想，有壓力，最重要的是，我們有非做不可的事情。我們比以往的世代更常旅行，走得更遠，我們和許許多多的人交談、交換商品，人數多到前人都會頭昏腦脹。

如果我們染上重感冒，體內的病毒會隨著我們這裡去去、那裡走走，可能去米蘭，去倫敦，散播到我們每隔幾天就去一次的超市，或我們上週日才回去聚餐的父母家。傳染病不偏袒任何人，尤其是透過噴嚏散播，而且多數感染者若沒有症狀，病毒更能遠播。蜜蜂身上沾著花粉，我們身上也帶著焦慮的情緒和病原體。

二〇〇二年，嚴重急性呼吸道症候群冠狀病毒最早出現在中國南方省分廣東的市場，有個醫生在院內遭到感染，帶著病毒前往香港飯店。飯店內有兩名女子染上病毒，她們又前往多倫多和新加坡，造成當地群聚感染。疫情後來傳到歐洲，但病例有限。

飛行改變了病毒的命運，它們可以傳播得更廣、更遠。然而功臣不只是空中交通，還有火車、公車、汽車以及新型電動機車。來來往往的七十五億人就是新冠病毒的交通系統，而且快捷、舒適、有效率，完全符合我們的喜好。

面對疫情擴散，有效率的移動方式也是我們的致命傷。

混亂

總括看來，先前提到的交通方法意味著規模奇大的混亂。「混亂」表示此事超過數學的控制範圍，不可理喻。其實不然。要加以控制，有些方法非常完善、有效。每個方法之間都有方程式，可以觀察混亂的系統在未來將如何發展。

天氣預報就遵循這些方法。氣象學家從世界各地的溫度計、氣壓計蒐集各種數字，再加上衛星圖像、風速、降雨量，最後用這些資料填入大氣模型的方程式。他們用電腦運算模擬值，得到隔天的天氣和概率。

今天是二〇二〇年三月二日，我們要面對的是另一種預報。我們需要大量資料，數量大到我們無以表達。我們必須知道每一小塊土地上住了多少人，掌握他們的出入途徑。我們要知道每個人的活動，而且不僅止於此。我們知道，只要自己改變，流行病就會隨之改變，只要我們不出門上班，只要我們保持距離，只要我們提高警覺，戒慎恐懼。我們的模擬模式也需要考慮上述所有條件。

數學家正在努力，物理學家、醫生、流行病學家、社會學家、臨床心理博士、人類學家、城市學家、氣候學家也都同心協力。科學家從未如此犧牲睡眠。每個人都努力研究SIR模型，揣摩新型冠狀病毒明天的走向。如果我們能成功模擬，也許可以領先病毒幾天。

市場

對於新型冠狀病毒，我們對它未來的了解，勝過它的過去。這種病毒來歷不明，也許還要花點時間才能找到。但我們熟悉它的流行傳播力學：新型冠狀病毒和嚴重急性呼吸道症候群冠狀病毒、人類免疫缺陷病毒一樣，都是藉由另一種動物感染人類。

所有人都把矛頭指向蝙蝠，嚴重急性呼吸道症候群冠狀病毒也是出自這種動物。但新型冠狀病毒並非直接從蝙蝠傳給人類，中間還有另一種動物的宿主，也許是蛇。病毒的核糖核酸（RNA）在這種宿主體內突變到某種對人類有危險的程度，這時病毒才傳染給一個或一個以上的人類，也就是這場浩劫的零號病人。

我們認為一切起源於中國武漢的市場，因為野生動物之間的距離極近，這正是傳播病原體最有利的環境。追蹤如何、何時、何地傳給零號病人，不只是滿足大眾的好奇心，也是流行病學的任務，與抑制病毒傳播同樣重要。然而這個任務會進行得更慢，難度甚至更高。

然而太多人已經以短短一句苛薄話語，簡述新型冠狀病毒的歷史：「中國人吃噁心野味，而且還生吃。」

超市

我有個朋友的太太是日本人，他們住在米蘭附近，有個五歲女兒。昨天，這對母女去超市，兩名男子開始對她們大吼大叫，說都怪她們，要她們滾回中國。

恐懼導致我們做出怪事。我出生的一九八二年，義大利出現第一個愛滋病患。當時我的父親是三十四歲的醫生，他說，起初他和同事都不知道該怎麼應對，沒有人知道那是什麼病毒。他們需要對確診病患開刀時，都帶了兩層手套以防萬一。某天開刀時，感染人類免疫缺陷病毒的女患者手上的血滴到地板，麻醉師驚聲尖叫地彈開。

他們都是醫生，卻都嚇壞了。面對全新的任務，沒有人有足夠的心理準備。我們現在的狀況就像當年，人類紛紛出現各種反應：憤怒、驚慌、漠然、玩世不恭、不可置信、聽天由命。真希望我們能記取教訓，努力比平常更謹慎、更友善。也許我們就不會在超市貨架前辱罵他人。

就算人們會分辨亞洲各國人種，我們應該明白，疫情蔓延不能怪「他們」。

交通頻繁

地球依舊是美好的未開化境地。我們以為已經探究每個角落，其實還有許多微宇宙完全不為我們所知，物種之間有些互動甚至超乎我們所能想像。

人類對待環境的囂張行為，提高我們接觸到新病原體的可能性，這些病原體原本舒舒服服地留在棲息的小環境。

因為砍伐森林，我們更接近原先從未接觸人類的棲息地；無法阻擋的都市化趨勢也有同樣影響。

許多種動物絕種速度越來越快，本來住在牠們體內的細菌只好另找宿主。

畜牧集約化無意間導致各種微生物迅速滋長。

我們當中有誰知道去年亞馬遜流域的大火放出哪些微生物？最近澳洲大火造成動物大滅絕，誰又能預知會有什麼可怕後果？科學家從未命名的微生物也許很快就要找新家，人類恰巧是最完美的繁殖地：我們人數眾多，以後還會更多，我們容易感染，人際互動密切，而且交通頻繁。

簡單到不需要預言

環境遭到破壞，除了細菌、真菌、單細胞生物，病毒也是難民之一。如果我們能稍微放下自我中心的世界觀，就會明白，不是這些新的微生物找上人類，而是我們的行為搗毀它們的巢穴。

食物需求增加，迫使幾百萬人攝食不該成為食物的動物。例如在西非國家，越來越多人吃野生獸肉，包括蝙蝠，而這種動物就是當地伊波拉病毒的倒楣源頭之一。

蝙蝠更容易接觸到大猩猩——而人類很容易就從後者身上染上伊波拉病毒——是因為氣候變遷，導致豪雨和旱季接連出現，導致樹上的成熟果實過多……

這一連串致命的因果關係幾乎令人難以招架，但是我們所有人必須盡快斟酌、明白這些為數眾多的連鎖反應。否則可能又會釀成另一場全球流行病，甚至比如今這種更可怕。儘管這些疾病的源頭似乎遠在他鄉，其實每次的肇因都與人類及我們的毀滅行為有關。

在本書最初幾頁，我就強調今天的疫情不是第一次，也不會是最後一次，這不是預言，甚至不是揣測。事實上，我現在就能補充說

整髮造型噴霧

一九八〇年代非常流行誇張髮型，每天都有幾千噸的造型噴霧被釋放到大氣層。原來氟氯碳化物（ＣＦＣ）會導致臭氧層破洞，我們再不想辦法，太陽會把我們活生生晒死。大家都改變髮型，人類得以倖存。

當時我們眾志成城，效率一流。臭氧層破洞很容易想像，畢竟那是一個洞，我們都能想像。現在我們被迫想像、了解的問題卻抽象多了。

這是我們這個世代的悖論：隨著事實越來越複雜，我們就越不想接受。

好比氣候變遷吧。全球溫度升高，與石油價格的地緣政治狀況和避暑計畫、是否隨手關掉走廊電燈、以及中美貿易競爭有關；此外也和我們在本地市場買的肉和不顧後果砍伐森林有關。個人活動和全球規模竟然緊密相關得不可思議，我們還來不及理清頭緒，就覺得疲累不堪。

全球暖化的因果關聯更複雜：一方面有亞馬遜雨林野火，一方面，印尼卻是暴雨不斷；夏季高溫是世紀之最，冬季酷寒也是本世紀前所未見。科學家不斷警告人類，我們可能會毀滅；但他們也說，我們覺得哪天特別悶熱，其實與大局無關，一天在統計學上不具意義，一人抱怨酷暑更不重要。

唯一篤定的事實，似乎就是我們的大腦不足以處理這種局面。但我們可以開始準備接受改變：氣候變遷有利於許多疾病擴散，除了伊波拉之外，還有瘧疾、登革熱、霍亂、萊姆病、西尼羅病毒，甚至腹瀉。在富裕的社會，腹瀉可能只是造成些許不便，在某些國家卻是嚴重威脅。

這個世界要屁滾尿流了。

這次的傳染病正好讓人反思。我們恰巧可以利用居家隔離時多想想，也有時間省思，我們不只是人類的一部分，在這個脆弱又壯麗的生態系統中，人類還是侵略性最強的物種。

寄生菌

我夏季在義大利南部的普利亞[11]避暑。每當我在遠方想起那裡，第一個浮現腦海的景象就是橄欖樹。從奧斯圖尼[12]到大海的路上，有

11 **Puglia**，東鄰亞得里亞海，東南面臨愛奧尼亞海，是度假祕境。

12 **Ostuni**，古老白色山城，世界文化遺產。

些橄欖樹歷史悠久、雄偉壯麗，讓人很難將它們只當成植物。那些樹皮模樣生動，彷彿有知覺。老實說，有時我甚至有股衝動，想去抱棵樹，竊取一些力量。

二〇一〇年，加里波利[13]附近的田野首次發現橄欖樹寄生蟲葉緣焦枯病菌（Xylella fastidiosa）。這種細菌緩緩往北推進，一公里一公里地感染當地的橄欖樹。起初看來，每棵樹似乎只有些許晒焦的樹葉，最後整棵樹都會枯萎乾死。去年夏天，我從布林迪西[14]開車到雷

13 Gallipoli，位於土耳其歐洲部分，西面為愛琴海。
14 Brindisi，義大利東南部的海濱城市。

契[15]，公路邊都是形容枯槁的樹木墓園。

然而十年都過去了，大家對這件事還是意見分歧。

「世上有葉緣焦枯病菌。」

「才怪，根本沒有這種病菌。」

「葉緣焦枯病菌會感染所有橄欖樹。」

15 Lecce，義大利半島東南端撒倫丁半島的主要城市，擁有兩千餘年的歷史。雷契擁有很多重要的巴洛克古蹟，如聖十字聖殿以及雷契主教座堂。

「葉緣焦枯病菌只會感染沒受到妥善照顧的樹木。」

「葉緣焦枯病菌是來自除草劑。」

「葉緣焦枯病菌來自中國（都怪他們）。」

「只要有一棵樹遭到感染，方圓一百公尺內的樹木都得砍光。」

「只要在樹皮上塗抹酸橙就好，別動橄欖樹！」

「這種流行病僅限某些地區。」

「這種流行病是全義大利的大事。」

「全歐洲都該關心這種流行病。」

這種寄生菌繼續肆虐，默默地繁殖蔓延，出現在昂蒂布[16]、科西

16 Antibes，法國東南方的濱海市鎮。

嘉[17]、馬約卡島[18]。葉緣焦枯病菌顯然熱愛度假勝地。

17 Corsica，法國最大島嶼，位於西地中海。
18 Majorca，西班牙巴利亞利群島中的最大島，著名觀光景點。

專家

三月四日，義大利政府宣布關閉全國所有學校，當時我已經和許多人爭論。在疫情蔓延的當下，主要爭論點就是新冠肺炎和流感的差別。人們也會激烈討論防疫措施，有人認為太鬆散，有人認為太嚴格。

打從一開始，兩方就爭論不休：一方指出確診病患都進了醫院；

另一方認為這種病只是遭到渲染的感冒。有人主張只要多洗手，洗久一點、澈底一點就好；有人要求全國都該奉行居家令。

「專家說……」

「且聽專家怎麼說……」

「但專家指出……」

「科學奉真相為圭臬，」西蒙娜．薇伊[19]寫道。但我們檢驗同樣的資料、分享同樣的模型，卻得到不同的結論，那麼真相究竟是什麼？

19 Simone Weil（一九〇九—一九四三），法國宗教思想家、社會活動家。

疫情當前，科學卻令我們失望。我們要的是篤定的事實陳述，卻只得到意見。我們忘了科學自古以來都是這樣，也只有這個模式，對科學而言，懷疑比真相更神聖。然而現在我們不在乎這件事實。我們看著專家吵鬧不休，就像幼兒看著父母吵架。

因此我們也開始爭吵。

外國跨國企業

只要科學界無法取得共識，坊間就會出現推測、真偽混雜的陳述、澈底的謊言。

「葉緣焦枯病菌是外國跨國企業實驗室人造，意圖打擊義大利的橄欖油製造業。」

「研發這種細菌的目的就是要在普利亞蓋高爾夫球場。」

「氣候變遷是大自然循環的結果。」

「外國跨國企業雇用格蕾塔·通貝里[20]，其實她走到哪，都拚命用塑膠。」

20 Greta Thunberg，瑞典環保少女。

「新型冠狀病毒也是外國跨國企業的實驗室人造，就是為了賣疫苗牟利。」

「然而這種疫苗會導致小朋友得自閉症。」

「季節性流感比新冠肺炎奪走更多人命。」

「中國人早就知情。」

「美國人早就知情。」

「比爾・蓋茲早就知情。」

「現在武漢城裡的人已經在街上互相開槍掃射。」

我們大可相信，中國人民解放軍祕密實驗新型冠狀病毒，有人偷渡試管出來，才導致中國疫情爆發。這種說法可能比蝙蝠傳染更有戲劇張力。相較於史上發生過幾次的明文記載現象而言，上述理論需要更多武斷的推測當輔證，例如是否真有這個實驗室、真有這個軍方計畫、真有這個試管，真有人計畫盜取試管。

發生這種狀況時，科學就會訴諸奧卡姆剃刀[21]定律，也就是走捷徑。最簡單的解決方法，最有可能是正解的那個，就是越少貿然斷定越好。

我知道祕密實驗室理論比較刺激，但這種說法有該去的歸宿，就是〇〇七電影。

21 Occam's razor，奧卡姆是十四世紀的邏輯學家，主張當兩個理論的解釋力相同時，較簡單的理論勝出。

萬里長城

有二十年的時間，我都相信，能從外太空看到的人類建設只有萬里長城。我之所以相信，是因為大家都這麼說，如果不多想，我們很容易信東信西。等我終於踏上萬里長城，才明白這個說法根本沒道理：這的確是偉大的建築物，但也非常狹窄，不可能在外太空還看得到。

錯誤資訊的傳播就像流行病：研究謠言擴散的模型也一樣。面對假消息時，我們不是「易感染」、「確診」，就是「已康復」。消息越恐怖，越能煽動人心，越誇張，我們越容易被感染。

昨天社群媒體瘋傳的消息就是義大利的疫情已經趨緩，今天專家馬不停蹄辛苦工作，證明這不是事實：現在還沒有證據。然而這則消息在臉書、推特、各個 WhatsApp 群組中廣為流傳。新冠肺炎靠飛機傳到世界各地，謊言也透過智慧型手機迅速蔓延。

疫情沒趨緩，人們必然會失望。最後失望的情緒就會對疫情為何還沒停止衍生更多推論，那些推論又為先前的揣測添油加醋。依此類推。

希臘牧神潘恩

義大利報紙決定不再在頭版註明確診人數，我覺得惱火，也覺得遭到背叛。我開始在其他新聞媒體尋找資訊，面對疫情，資訊透明化不是權利，而是重要的預防措施。

「易感染」的人得到越多資訊——例如數字、地點、醫院病患密集度——他們越能以此為據，調整行為。當然，這不見得每次奏效——永遠都有人的行為超出預料——然而我們多數人都有思辨能力。科學模擬演算將我們的防疫自覺列入流行病疫情趨緩的因素。

然而打從一開始，人們就認為列出數字會引起恐慌。所以最好隱而不宣，或是另找計算方法，好讓數字看起來更小。只是我們幾乎馬上就發現，這種新策略的直接影響才會引起恐慌：如果事實遭到隱瞞，那麼實情肯定比政府希望我們相信的陳述更嚴重。兩天後，所有報紙又開始登出數字。

這種混亂就代表一段割捨不斷的關係，似乎是我們這個時代理不清的三角戀情：市民、政府機關和專家彷彿無法溝通。

儘管政府機關信任專家，卻提防著市民，無法相信我們的情緒是否穩定。老實說，就連專家對我們也不太有信心：他們對我們說得太簡單，實在啟人疑竇。我們人民向來懷疑政府機關，以前是，以後也不會變，所以我們轉而求助於專家，他們卻吞吞吐吐。結果各種不確定，導致我們比平常的態度更糟糕，懷疑的惡性循環又從頭來過。

新型冠狀病毒揭露這種惡性循環，科學接觸到我們的日常生活，幾乎每次都會引起這種不信任迴圈。造成恐慌的元凶就是這種迴圈，而不是數字。

古希臘人相信恐慌是牧神潘恩的發明，有時他會發出響亮、淒厲的叫聲，連自己都嚇到，都會怕得躲開。

數算自己的日子

我剛收到一封電子郵件。我本來應該去札格雷布[22]開會，會議目的是集結各個學術領域、各個國家的代表，討論所謂「歐洲人」的新定義。現在主辦單位請我「重新考慮是否出席」。當局建議高風險地

22 Zagreb，克羅埃西亞首都。

區的賓客最好不要參加，義大利就是其中一個，其他還包括中國、新加坡、日本、香港、南韓和伊朗。這些成員可妙了，就像G7，疫情七大重鎮。

隨著疫情繼續擴散，確診人數累計將近十萬例，我見證自己行事曆漸漸崩潰。三月將會與我的計畫出入甚大，至於四月，誰曉得。這種失去控制的心情很奇怪，我雖然不習慣，卻也不排斥。這些機會都能重新安排，沒有一個是非去不可，每個更動我都能坦然接受，沒有遺憾。我們面對的是更嚴重的事情，需要我們心懷敬意，專心應對。

這場危機有許多層面與時間有關，與我們的安排籌劃、爭取時間有關。如今我們受控於這種嶄新的微小力量，它竟然敢決定人類的命運；我們覺得自己承受莫大壓力，感到憤怒，彷彿塞在車陣中，四周卻空無一人。我們受制於新型冠狀病毒，渴望回到正常生活，也覺得自己有權利恢復日常作息。突然之間，正常作息變得至高無上，儘管我們從未如此重視，甚至也不知道什麼是所謂的正常。我們只知道，我們想恢復正常。

然而日常生活無法繼續，沒有人知道還要等多久。現在這種生活並不正常，但我們必須學會忍受，學會過這種日子。我們必須找到擁抱這種生活的理由，而不只是恐懼死亡。也許病毒真的沒有智慧，在這方面卻勝過我們：病毒會改變、適應新生活，而且迅速應變。我們應該向病毒學習。

目前的僵局將導致無可度量的後果，有人會失去工作，商家得拉下鐵捲門，各個業種都會受到影響，所有人都開始處理自己的損失。我們的文明禁得起各種考驗，卻承受不了放慢腳步。

但是之後會發生什麼事情，這個問題對我而言過於複雜，無法理解，每次想到都只能放棄。一旦有新局面，我會逐一承擔。

最近我常想起〈詩篇〉第九十篇：

求你指教我們怎樣數算自己的日子，
好叫我們得著智慧的心。

我會想到這一段，也許是因為我們在這場流行病中只能想到數字。確診人數、康復人數、死亡人數、住院人數、停課的天數、股市損失的幾百億、販售的口罩數目、篩檢結果出爐得等待的小時數、最近的群聚感染與我們的距離、取消住房的人數、與我們有關的接觸人數、我們犧牲的數目。我們數了又數，不斷數算著日子，尤其是突發狀況還有幾天才會取消。

但是我覺得〈詩篇〉建議的是另一種數算方法：教導我們數算自己的餘生，才能重視每一天。要我們數算每個日子，甚至數算這段痛苦時期。

我們可以告訴彼此，新冠肺炎只是單一事件，是一場災難、禍害，也可以怒斥都怪「他們」。我們可以這麼做，也能尋思這場疫情的意義。

善加利用這段時間，好好想想平常忙碌的生活無法沉思的事情：我們怎麼會走到這一步？又想要如何重新過日子？

數算我們的日子。

得著智慧的心。

別讓這場苦難白來一場。

作者後記

我不想忘記的事

在新冠肺炎「結束後」，想必沒多久就會開始重建。所以，我們從現在起就該仔細思考，不希望哪些事重蹈覆轍。

最近，「戰爭」這個名詞被頻繁使用。法國總統馬克宏在對全國國民的宣告中使用了，政治家、記者、名嘴也不斷使用，連醫生都開始使用了。例如，「這是戰爭」、「如同戰時」、「大家備戰吧」。然而，並非如此，我們不是在戰爭，而是處於公共衛生上的緊急狀態中。不久後也將面臨社會上、經濟上的緊急狀態。這次的緊急狀態，具有與戰爭差不多的戲劇性，但本質並不相同，是應該視為全然不同的事情來處理的危機。

現在所說的「戰爭」，根本就是利用「恣意措詞」的詐騙。企圖把起碼對我們來說是全新形態的事情，歸咎於聽起來像是我們都熟悉的令人擔憂的其他事，藉此矇混過去，無疑是新的詐騙手法。

然而，我們從新冠狀肺炎病毒流行之初就是這樣，不願承認這是

「無可想像的事情」，不厭其煩地重複著「硬要塞進更熟悉的範疇裡」的錯誤。例如，有很多人把這次可能造成急性呼吸疾病的病毒，誤說成是季節性流感。在傳染病流行期間，絕對需要更謹慎、更精準的措詞。因為言語會制約人類的行動，不正確的言語有扭曲行動的危險。為什麼呢？因為任何言語都各自背負著亡魂。例如，「戰爭」會讓人聯想到獨裁政治，想起基本人權的終止與暴力。每個言語——尤其在現今這樣的時代——都是盡可能不想去碰觸的妖魔。

無可想像的事情闖入我們的生活已經一個月，如同新冠肺炎病毒——鑽進我們的肺部——這件無可想像的事情已經影響我們生活各個層面。我們從未想過，去丟個垃圾竟然需要通行證。我們從未想

舊如此。

現在回顧，一切似乎來得奇快。疫情從中國開始，接著是義大利，然後發生在我們這個地帶、我們這個城市、我們的鄰里周遭。然後是名人確診，朋友的朋友確診，我們的至親確診。然後大樓裡有人被送到醫院。

三十天過去了。每個階段——雖然在統計學上頗可信——都令人不敢置信：打從一開始，進入無可想像的局面就是有利於病毒。起初是「絕對不會發生在這裡」，結果現在我們卡在家裡，忙著印「內政部」的正式格式，出去採買雜貨時，才能出示給巡邏的警察看。

目前義大利官方證實的死亡人數已經多過中國。現在我們應該已經了解，無可想像的局面不斷惡化，而且不會在今天就結束。不會在兩週內結束，即使解除鎖國令，也不會結束。無可想像的局面才剛揭開序幕，暫時不會離開，也許還會成為這個時代的決定性特徵。

最近，我常常想起瑪格麗特・莒哈絲[23]的句子：「和平即將來到，就像大片低垂的黑幕，也是遺忘的開始。」戰爭之後，人們總是迅速忘記教訓，我們碰到傳染病也一樣：苦難逼我們面對平時模糊不清的真相，逼我們重新評估輕重緩急；鼓勵我們為現在的局面賦予新

23 Marguerite Duras（一九一四—一九九六），法國作家、導演，作品包括《情人》，《廣島之戀》等。

意義。然而傷痛一旦開始復原，覺知的心情便不復存在。

所以我要列出我不想忘記的每件事情。這張名單每天都越來越長，我覺得每個人都該自己擬一份，就能拿出來互相比對，看看是否有共通點，討論是否可以協力改變。

我的名單如下。

我不想忘記，人們如何遵守新規定，也不想忘記自己看到大家執行時的驚訝心情；有人努力不懈地犧牲奮鬥，照護病患和健康的人；有人晚上站在窗口唱歌，告訴我們，有他們陪伴。這件事情很容易記得，因為這場流行病的報導已經加以記載。

在最初幾週，或是面對官方剛開始的謹慎措施時，我常聽到人們說：「他們瘋了。」我不想忘記這些時刻。多年來無視專家疾呼，導致人們第一反應就是心生懷疑，最後就是化成這四個字：「他們瘋了。」這種不信任導致拖延，而拖延導致死傷。

我不想忘記我非到最後一刻，不肯取消機票，即使局勢清楚點明，搭飛機的行為是不可理喻。我不想取消的原因只是因為我真的想去，這種行為既固執又自私。

我不想忘記，疫情剛傳開時，隨之而來的莫名、對立、聳人聽聞、情緒激動、似是而非的資訊，也許這就是最明顯的失策之舉。面對流行病，明確的資訊是預防感染的關鍵因素。

我不想忘記，政論歧見突然全部歸零的那一刻：彷彿取消航班之後，我的耳朵突然脹痛耳鳴。我們的日常生活本來充滿著時時刻刻都存在，而且摻雜個人意見的背景噪音，轉眼之間突然寂靜無聲。

我不想忘記，這個突發狀況讓我們無視我們這群人有不同需求、不同的困擾。當我們宣稱我們說的是每個人，指的就是每個聽得懂義大利文、有電腦，而且知道如何使用的每個人。

我不想忘記歐洲太晚行動——每次都太慢——而且竟然沒有人想到要出示圖表，秀出義大利和歐洲的疫情曲線，讓我們了解在這場災難當中，我們要跨越國界，同心協力。

我不想忘記，這場全球大流行的起源不是軍方祕密實驗，而是因為我們罔顧大自然，因為我們砍伐森林，因為我們輕率消費。

我不想忘記，這場全球大流行揭露我們在技術、科學方面有多不足。

我不想忘記，我在保護家人安全時，沒發揮英勇精神，也不夠堅強。他們最需要我幫助時，我無法鼓勵任何人，也無法鼓勵自己。

新確診案例的曲線將會漸漸趨緩，幾週前，我們才開始注意到這個曲線，如今這條曲線主宰我們的生活。曲線會到達最高點，然後開始下降。這不是一廂情願的想法，而是我們自律甚嚴的直接影響。我們必須知道，下降趨勢會來得比上升走勢更慢，也可能會出現新高，也許還會有其他暫時封城措施、其他突發狀況，有些禁令必須繼續執行一陣子。但是這件事一定會結束，建設會重新開始。

屆時政府高層會握手互相祝賀，稱讚彼此臨危不亂、嚴肅以對和克己自律。終於重獲自由的我們，一定會放下戒心，只想澈底擺脫這件事。大片低垂的黑幕。遺忘的開始。

除非……除非我們願意，現在就開始勇於反思我們早知道該改變的事情；除非我們花點時間思考，無論是自己反省，或一起腦力激盪。我不知道該如何減低資本主義的醜惡程度，不知道該如何改變經濟體系，不知道該如何與大自然重新共生。我甚至不確定是否能改變自己的行為。但是我知道，如果之前都不勇於省思，上述每件事情都做不到。

只要有必要，我們全都待在屋內。我們照護病人，流淚埋葬死者。但是從現在開始，我們也要想像之後的局面，這種無可想像的災難才不會再度殺得我們措手不及。

這篇文章原本刊載於二〇二〇年三月二十日的義大利《晚郵報》

「和平即將來到，就像大片低垂的黑幕，也是遺忘的開始。」

——瑪格麗特．莒哈絲

關於新冠肺炎，我不想忘記的事：

關於新冠肺炎，我不想忘記的事：

關於新冠肺炎，我不想忘記的事：

關於新冠肺炎，我不想忘記的事：

關於新冠肺炎，我不想忘記的事：

愛日常 006

傳染病時代的我們：新冠肺炎帶來的危機與轉變
Nel contagio

作者　保羅・裘唐諾 Paolo Giordano
譯者　林師祺

出版者　愛米粒出版有限公司
地址　台北市10445中山北路二段26巷2號2樓
編輯部專線　（02）2562-2159
傳真　（02）2581-8761
【如果您對本書或本出版公司有任何意見，歡迎來電】

總編輯　莊靜君
印刷　上好印刷股份有限公司
電話　（04）2315-0280
初版　二〇二〇年（民109）六月一日
定價　250元
總經銷　知己圖書股份有限公司　郵政劃撥：15060393
（台北公司）台北市106辛亥路一段30號9樓
電話：（02）2367-2044／2367-2047　傳真：（02）2363-5741
（台中公司）台中市407工業30路1號
電話：（04）2359-5819　傳真：（04）2359-5493
法律顧問　陳思成
國際書碼　978-986-98939-1-6　CIP：415.23/109005710

版權所有・翻印必究
如有破損或裝訂錯誤，請寄回本公司更換

Nel contagio by Paolo Giordano
Copyright ©2020 Giulio Einaudi editore
This edition published in agreement with the Proprietor through MalaTesta Literary Agency, Milan
Complex Chinese Character translation copyrights © 2020 by Emily Publishing Company, Ltd.
All rights reserved.
'Quello che non voglio scordare, dopo il Coronavirus' originally published by Corriere della Sera, Italy on 20th March, 2020.
The Author will donate part of his royalties to medical research charities and to those working to cure the infected.

愛米粒出版有限公司
Emily Publishing Company, Ltd.

因為閱讀，我們放膽作夢，恣意飛翔——
在看書成了非必要奢侈品，文學小說式微的年代，愛米粒堅持出版好看的故事，讓世界多一點想像力，多一點希望。

愛米粒出版
Emily

當 讀 者 碰 上 愛 米 粒

掃回函QR Code 線上填寫回函資料，即可獲得晨星網路書店50元購書優惠券。

線上回函
QR Code

愛米粒FB：https://www.facebook.com/emilypublishing

更多愛米粒出版社的書訊

晨星網路書店愛米粒專區
https://www.morningstar.com.tw/emily

愛米粒的外國與文學讀書會
https://www.facebook.com/groups/emilybooks